健康中国2030·健康教育系列丛书

病毒性肝炎防治

主　编　赵美清
副主编　李晓萍

科学出版社
北　京

图书在版编目（CIP）数据

病毒性肝炎防治 / 赵美清主编. —北京：科学出版社，2017.4

（健康中国2030·健康教育系列丛书）

ISBN 978-7-03-052514-7

Ⅰ.①病… Ⅱ.①赵… Ⅲ.①病毒性肝炎-防治 Ⅳ.①R512.6

中国版本图书馆CIP数据核字（2017）第073546号

责任编辑：张天佐　李国红 / 责任校对：桂伟利

责任印制：赵　博 / 封面设计：范　唯

科学出版社 出版

北京东黄城根北街16号

邮政编码：100717

http://www.sciencep.com

安泰印刷厂　印刷

科学出版社发行　各地新华书店经销

*

2017年4月第　一　版　开本：787×960　1/32

2017年4月第一次印刷　印张：1 3/4

字数：14 000

定价：15.00元

“健康中国 2030 · 健康教育系列丛书”编写委员会

总　序

中共中央、国务院印发的《“健康中国2030”规划纲要》指出：“健康是促进人的全面发展的必然要求，是经济社会发展的基础条件。实现国民健康长寿，是国家富强、民族振兴的重要标志，也是全国各族人民的共同愿望。”

推进健康中国建设，是全面建成小康社会、基本实现社会主义现代化的重要基础，是全面提升中华民族健康素质、实现人民健康与经济社会协调发展的国家战略，是积极参与全球健康治理、履行2030年可持续发展议程国际承诺的重大举措。未来15年，是推进健康中国建设的重要战略机遇期。

为推进健康中国建设，提高人民健康水平，根据党的十八届五中全会战略部署，我们组织相关专家和医生，本着为大众健康服务的宗旨，编写了本套丛书，主要内容是针对常见病、多发病和大众关心的健康问题。本丛书以医学理论为基础，关注临床、关注患者需求、关注群众身心健康，通过简洁凝练、图文并茂、通俗易懂、简单实用的例子，指导群众如何预防疾病、患者何时就医，如何指导患者进行家庭康复和护理等，将健康的生活方式直接明了地展现在读者面前。

由于编写工作时间紧、任务重，书中难免有不足之处，敬请各位专家和读者提出宝贵意见和建议，以便今后加以改进和完善。

编委会

2017.1

前　　言

病毒性肝炎属于传染性疾病，是由多种肝炎病毒经过多种途径进入人体，而后到达肝脏，在肝内复制并通过机体免疫损伤肝脏细胞，从而产生一系列症状。既然是传染病，就能够预防和治疗。

这本书就为广大读者介绍病毒性肝炎的相关知识，以期提高大家的健康水平。

目　录

一、概　述

（一）肝炎病毒是如何传染致病的

病毒性肝炎的病原体是肝炎病毒，现已明确的肝炎病毒有5种，分别引起甲、乙、丙、丁、戊五型肝炎。

甲型病毒性肝炎和戊型病毒性肝炎主要由粪-口途径传播，即人们常说的“病从口入”，患者经粪便将病毒排出体外，污染物品、食品或水源等，再传播给他人，甚至导致大流行。

乙型病毒性肝炎、丁型病毒性肝炎和丙型病毒性肝炎的主要传播途径是血液、体液，一旦输入了含病毒的血液或血制品，如白蛋白、冻干血浆、丙种球蛋白、凝血因子等，或使用了被污染的注射用品或针具，或长期血液透析者均可传播。其中丙型病毒性肝炎以输血、血制品的应用和共用注射器的传播多见。

另外，由于病毒还存在于患者的唾液、泪液、乳汁、精液、阴道分泌物等体液中，在家庭成员之间有可能因密切接触这些含病毒的体液，通过齿龈或其他伤口入血相互传播，在我国，母婴传播（垂直传播）在乙型肝炎病毒的传播中起重要作用。

（二）人群易感性与免疫力

人群对各种肝炎病毒普遍易感，除甲型病毒性肝炎可以终身免疫外，其他类型的肝炎病毒均可重复感染或再次感染。

未感染过 HAV 者，对甲型肝炎病毒普遍易感，以隐性感染为主，感染后可产生持久免疫力，再感染者极少见。

对于乙型肝炎来说，新生儿通常不具有来自母体的保护性抗-HBs，普遍易感。随着年龄增长，隐性感染获得免疫的比例亦随之增加。感染后可获得一定程度的免疫力。乙型肝炎病毒基本不通过粪－口途径传播，不存在水型和食物型流行、暴发，以散发为主；由于母婴传播，常有家庭聚集现象。本病终年皆可发生，无明显季节性。

人对丙型肝炎病毒普遍易感，受血者或接受血制品、注射药瘾者、血液透析患者和接触血液的医疗护理人员是高危人群。多发生于成年人，无明显季节性。

丁型肝炎传染源和传播途径与乙型肝炎相似，与乙型肝炎病毒以重叠感染或同时感染形式存在。我国属乙型肝炎高流行区，但丁型肝炎感染率不高。

人群对戊型肝炎病毒普遍易感，感染后可获得一定免疫力。戊型肝炎主要在亚洲、非洲和中美洲发展中国家流行。其暴发流行均由于粪便污染水源所致，散发多由于不洁饮食所引起。隐性感染多见，显性感染主要发生于成年人。孕妇感染戊肝病毒后病死率高。

二、病毒性肝炎的症状

临床上，病毒性肝炎可分为急性肝炎、慢性肝炎、重型肝炎、淤胆型肝炎和肝炎肝硬化。

一般情况下，各型肝炎都有长短不等的潜伏期和不同的临床经过。

各型肝炎潜伏期不同，甲型肝炎15～45日（平均30日），乙型肝炎30～180日（平均70日），丙型肝炎15～150日（平均50日），丁型肝炎同乙型肝炎，戊型肝炎10～75日（平均40日）。

各型病毒性肝炎的临床表现详述如下。

（一）急性肝炎

各型肝炎病毒均可引起。

1. 急性黄疸型肝炎

急性黄疸型肝炎分为三期，总病程

2～4个月。

◆（1）黄疸前期：甲、戊型肝炎起病较急，可有畏寒、发热，乙、丙、丁型肝炎起病相对较缓，亦可有发热。少数患者以头痛、发热、四肢酸痛等症状为主，类似感冒。

急性乙型肝炎患者早期可有皮疹、关节痛等血清病样表现。此期主要症状有全身乏力、食欲减退、恶心、厌油腻、腹胀、肝区痛、尿色加深等。

肝功能改变主要为血清 ALT 升高，本期持续 5～7日。

◆（2）黄疸期：自觉症状好转，发热消退，尿色加深，巩膜和皮肤出现黄疸，1～3周内黄疸达高峰。部分患者可有一过性粪色变浅和皮肤瘙痒表现。肝大，质软、边缘锐利，有压痛及叩痛。部分病例有轻度脾大。

肝功能检查 ALT 和胆红素升高，尿

胆红素阳性。本期持续 2 ~ 6 周。

◆（3）恢复期：症状逐渐消失，黄疸消退，肝、脾回缩，肝功能恢复正常。本期大多持续 1 ~ 2 个月。

2. 急性无黄疸型肝炎

急性无黄疸型肝炎远较急性黄疸型肝炎常见，占急性肝炎病例的 90% 以上。症状较轻，有乏力、食欲减退、恶心、腹胀及肝区疼痛等表现。少数患者有短暂发热、恶心、腹泻等症状。

体征大多有肝大，有轻触痛和叩痛，脾大少见。肝功能呈轻、中度异常，由于症状较轻且无特异性，仅有肝大和肝功能改变一般不易被诊断。病程约 3 个月。

（二）慢性肝炎

急性肝炎病程超过半年，或原有乙型、丙型、丁型肝炎或 HBsAg 携带史而因同一病原再次出现肝炎症状、体征及肝功能异常者。

发病日期不明确或虽无肝炎病史，但根据肝组织病理学或根据症状、体征、化验及 B 超检查综合分析符合慢性肝炎表现者。

（三）重型肝炎

重型肝炎是病毒性肝炎中最严重的一种类型，约占全部肝炎中的 0.2% ~ 0.5%，病死率高。各型肝炎病毒均可引起重型肝炎，甲型、丙型少见，重型肝炎发生机制复杂。

1. 急性重型肝炎

急性重型肝炎又称暴发型肝炎，常有过度疲劳、精神刺激、营养不良、妊娠等诱因。以急性黄疸型肝炎起病，但病情发展迅猛，2 周内出现极度乏力，严重消化道症状，出现神经、精神症状，表现为嗜睡、性格改变、烦躁不安、昏迷等，体检可见扑翼样震颤及病理反射，肝性脑病在Ⅱ度以上（按Ⅳ度划分）。

黄疸急剧加深，酶疸分离，肝浊音界进行性缩小，有出血倾向，PTA小于40%，血氨升高，出现中毒性鼓肠、肝臭、急性肾衰竭（肝肾综合征）。本型病死率较高。

2. 亚急性重型肝炎

急性黄疸型肝炎起病15日至24周以内出现精神、神经症状（Ⅱ度以上肝性脑病）者，属于此型。患者肝炎症状急剧增重，黄疸迅速加深，血清胆红素≥171μmol/L，出现出血、腹水表现，肝性脑病多于疾病晚期发生。

本型病程较长，可达数月，多死于消化道出血、感染、肝功能衰竭，凝血酶原活动度低于40%，存活者近1/3发展为肝炎后肝硬化。

3. 慢加急性重型肝炎

在慢性肝病基础上，出现急性或亚

急性肝功能失代偿表现。

4. 慢性重型肝炎

在肝硬化基础上，出现慢性肝功能失代偿表现。

（四）淤胆型肝炎

这是以肝内淤胆为主要表现的一种特殊临床类型，又称为毛细胆管炎型肝炎。急性淤胆型肝炎起病类似急性黄疸型肝炎，但自觉症状较轻，黄疸较深，持续 3 周以上。有皮肤瘙痒、大便颜色变浅、肝大的表现。

肝功能检查血清胆红素明显升高，以直接胆红素为主，PTA>60%，γ-谷氨酰转肽酶（γ-GT 或 GGT）、碱性磷酸酶（ALP 或 AKP）、总胆汁酸（TBA）、胆固醇（CHO）等升高，ALT 初期升高，中后期可正常。

大多数患者可顺利恢复。在慢性肝炎或肝硬化基础上发生上述表现者，为慢性淤胆型肝炎。

（五）肝炎肝硬化

1. 根据肝脏炎症情况分为活动性与静止性两型

◆（1）活动性肝硬化有慢性肝炎活动的表现，ALT 升高，乏力及消化道症状明显，黄疸、白蛋白下降。伴有腹壁、食管静脉曲张，腹水，肝缩小、质地变硬，脾进行性增大，门静脉、脾静脉增宽等门脉高压症表现。

◆（2）静止性肝硬化无肝脏炎症活动的表现，症状轻或无特异性，可有上述体征。

2. 根据肝组织病理及临床表现分为代偿性肝硬化和失代偿性肝硬化

◆（1）代偿性肝硬化，指早期肝硬化，可有门脉高压症，但无腹水、肝性脑病或上消化道大出血。

◆（2）失代偿性肝硬化，指中晚期肝硬化，有明显肝功能异常及失代偿征象，可有腹水、肝性脑病或门脉高压引起的食管、胃底静脉明显曲张或破裂出血。未达到肝硬化诊断标准，而肝纤维化表现较明显者，称肝炎肝纤维化。

三、不同人群病毒性肝炎的发病特点

（一）小儿病毒性肝炎的特点

小儿急性肝炎多为黄疸型，以甲型肝炎为主。一般起病较急，黄疸前期较短，消化道症状和呼吸道症状较明显，早期易误诊为上呼吸道感染或消化道疾病。肝脾大较显著。黄疸消退较快，病程较短。婴儿肝炎病情常较重，可发展为急性重型肝炎。

小儿慢性肝炎以乙型和丙型多见，病情大多较轻。因小儿免疫系统发育不成熟，感染 HBV 后易形成免疫耐受状态，多无症状而成为隐性感染，或成为无症状 HBV 携带者。

（二）老年人病毒性肝炎特点

老年人肝脏血流量较年轻人明显减

少，肝脏的解毒和蛋白合成能力均降低，肝细胞再生能力差；免疫功能低下，T 细胞和 B 细胞功能减退，不能调动体内免疫因素对抗原的清除，导致老年人肝炎病情重，易慢性化，预后差。

重型肝炎发病率高，黄疸程度深，血清白蛋白低，腹水发生率高，并发症较多。起病隐匿，部分病例既往常无明确肝病史。

老年人的心、肺、肾等重要器官基础疾病多，约为 40% ~ 70%，主要有高血压、冠心病、慢性支气管炎、糖尿病和胆石症等，常加重肝炎病情，严重影响患者预后。

（三）妊娠期病毒性肝炎特点

妊娠期妇女由于肝脏负担加重，而营养往往相对不足，内分泌有一定改变，如再加上妊娠毒血症和出血过多，都可加重病毒性肝炎病情。其特征为产后大出血常见，易并发产后感染（尤其是产道感染）；临床表现偏重而病理改变相对轻，如临床可呈亚急性重型肝炎表现而肝活检仅为急性肝炎表现；重型肝炎发生率高，尤其是戊型肝炎或晚期妊娠合并病毒性肝炎时，病死率高；对胎儿有影响（早产、死胎、畸形）；HBeAg 阳性的母亲所生婴儿，如不进行正规的免疫接种，受乙型肝炎病毒感染的概率极高。

四、病毒性肝炎的检查

（一）血胆红素测定

急、慢性黄疸型肝炎、活动性肝硬化时均可升高；尿胆红素、尿胆原均阳性。

（二）血清酶测定

常用者有谷丙转氨酶（ALT）及谷草转氨酶（AST），血清转氨酶在肝炎潜伏期、发病初期及隐性感染者均可升高，故有助于早期诊断。谷胱甘肽-S-转移酶（GST）在重症肝炎时升高最早，有助于早期诊断。果糖1，6-二磷酸酶是糖原合成酶之一，在各型慢性肝炎的血清含量明显升高。血清鸟嘌呤酶（GDA）与ALT活性一致，并具有器官特异性。

（三）胆固醇、胆固醇酯、胆碱酯酶测定

肝细胞损害时，血内总胆固醇减少，

梗阻性黄疸时，胆固醇增加。重症肝炎患者胆固醇、胆固醇酯、胆碱酯酶均可明显下降，提示预后不良。

（四）血清蛋白及氨基酸测定

慢性活动性肝炎时蛋白电泳示 γ-球蛋白常＞26%，肝硬化时 γ-球蛋白可＞30%。但在血吸虫病肝硬化、自身免疫性疾病、骨髓瘤、结节病等 γ-球蛋白百分比均可增高。

血清前白蛋白系由肝脏合成，又名甲状腺结合蛋白、维生素 A 转运蛋白，其分子量为 60000，半衰期 1.9 天，其电泳移动速度比血清白蛋白快，故称前白蛋白。肝实质细胞损害时，其浓度即下降，其下降幅度与肝细胞损害程度一致，重症肝炎时其值很低，甚至接近零。急性肝炎和慢性活动性肝炎患者血清前白蛋白值降低者分别可达 92% 和 83.8%，随着病情的恢复而恢复正常。但肝癌、肝硬化、梗阻性黄疸等疾病中其值亦可降低，应予注意。

检测血浆中支链氨基酸（BCAA）与芳香族氨基酸（AAA）的比值，如比值下降或倒置，则反映肝实质功能障碍，对判断重症肝炎预后及评价支链氨基酸疗效有参考意义。

（五）血清前胶原Ⅲ（PⅢP）测定

血清PⅢP值升高，提示肝内有纤维化形成的可能，文献报道其敏感性为31.4%，特异性为75.0%。PⅢP正常值为＜175μg/L。

（六）血清免疫学检查

1. 甲型肝炎

测定抗HAV-IgM有早期诊断价值。

2. 乙型肝炎

◆（1）判断有无乙型肝炎感染：

HBV 标志（HBsAg、HBeAg、HBcAg 及抗 -HBs、抗 -HBe、抗 -HBc）。

◆（2）确定乙型肝炎患者体内有无 HBV 复制：HBV DNA、DNA-P 及 PHSA 受体测定。

◆（3）急性乙型肝炎诊断：高滴度抗 HBc-IgM 阳性。

◆（4）急、慢性乙型肝炎患者血中前 S 抗原在肝细胞中的定位：用组织化学及固相放射免疫测定可诊断；抗 - 前 S_1 阳性可作为急性乙型肝炎早期诊断指标，抗 - 前 S_2 可为肝炎恢复的指标。

3. 丙型肝炎

血清抗 HCV 或 / 和 HCV-RNA 阳性可确诊。

4. 丁型肝炎血清学诊断

血清抗 HDV IgM 阳性或 HDAg 或 HDV RNA 阳性；肝细胞中 HDAg 阳性或 HDV RNA 阳性可确诊。

5. 戊型肝炎确诊

血清抗HEV IgM阳性或免疫电镜在粪便中见到30～32nm病毒颗粒。

（七）肝组织病理检查

对明确诊断、衡量炎症活动度、纤维化程度及评价疗效有重要价值。

五、病毒性肝炎的治疗

病毒性肝炎的治疗原则是根据不同病原、不同临床类型而作相应的处理。

（一）急性肝炎

急性肝炎一般为自限性，多可完全康复。

以一般治疗及对症支持为主，急性期应进行隔离，症状明显及有黄疸者应卧床休息，恢复期可逐渐增加活动量，但要避免过劳。予清淡易消化食物，适当补充维生素，热量不足者应静脉补充葡萄糖。避免饮酒和应用损害肝脏药物。辅以药物对症及促使肝功能恢复，药物不宜太多，以免加重肝脏负担。

抗病毒治疗仅适用于急性丙型肝炎患者，因急性丙型肝炎容易转为慢性，早期应用抗病毒药能显著降低转慢率。

如检测到 HCV RNA 阳性，即应开始抗病毒治疗，可选用普通干扰素 -α（IFN-α）、复合 IFN 或聚乙二醇化干扰素 -α（PEG-IFN-α），疗程 24 周，同时加用利巴韦林 800~1000mg/d 治疗。

（二）慢性肝炎

根据患者具体情况采用综合性治疗方案，包括合理的休息和营养，心理平衡，改善和恢复肝功能，调节机体免疫，抗病毒，抗纤维化等治疗。

1. 一般治疗

一般治疗包括适当休息、合理饮食和心理辅导。

2. 药物治疗

药物治疗原则：避免损害肝脏药物。

◆（1）改善和恢复肝功能

1）非特异性护肝药物：主要包括维生素类（B 族维生素、维生素 C、维生素 E、维生素K、叶酸）；促进解毒功能的药物[葡醛内酯（肝泰乐，维丙胺）]；促进能量代谢药物（肌苷、复合核苷酸钠、ATP、辅酶A）；补充蛋白和促进蛋白质合成药物（六合氨基酸、马洛替酯）等，可作为辅助治疗，但宜精简，避免使用过多药物。

2）非特异性降转氨酶药物：较常用和效果较好的药物有齐墩果酸、垂盆草、山豆根（肝炎灵）制剂、甘草甜素、五味子制剂、联苯双酯等。使用五味子制剂及联苯双酯时，部分患者停药后ALT可再升高（反跳），故宜缓慢减量。

◆（2）免疫调节：如转移因子、胸腺素或胸腺肽、特异性免疫核糖核酸等。胸腺肽主要是从猪或小牛胸腺中提取的多肽，每日100～160mg，静脉滴注，3个月为一疗程。胸腺肽a_1为合成肽，每次1.6mg，皮下注射，每周2次，疗程6个月。

◆（3）抗肝纤维化：目前临床上抗纤维化药物有丹参、果核仁提取物、川芎等。有研究显示丹参能提高肝胶原酶活性，抑制胶原合成。

◆（4）抗病毒治疗：目的是抑制肝炎病毒复制，减少传染性，改善肝功能，减轻肝组织病变，提高生活质量，减少或延缓肝硬化和原发性肝细胞癌的发生。

1）干扰素-α（IFN-α）：可用于慢性乙型肝炎和丙型肝炎的抗病毒治疗，它主要通过诱导宿主产生细胞因子在多个环节上抑制肝炎病毒复制。

a. IFN-α 治疗慢性乙型肝炎：有 HBV 复制（HBeAg 阳性及 HBV DNA 阳性）同时 ALT 异常者，适合 IFN-α 治疗。治疗方案（成年）：每次 3 ~ 5MU，推荐剂量为每次 5MU，每周 3 次，皮下或肌内注射，疗程 4 ~ 6 个月，根据病情可延长至 1 年。IFN-α 的不良反应有感冒样综合征、骨髓抑制、失眠、脱发和皮疹等。若出现癫痫、肾病综合征、间质性肺炎、溶血性贫血、糖尿病和心律失常等时，应停药。

b. IFN-α 治疗丙型肝炎：血清 HCV RNA 阳性和（或）抗 HCV 阳性，及 ALT 升高者可进行 IFN-α 治疗。治疗慢性丙型肝炎可联合应用 IFN-α 和利巴韦林（ribavirin）。

急性丙型肝炎则应早期应用 IFN-α，可减少慢性化。

治疗方案：IFN-α 3MU/ 次或复合干扰素 9~15g/ 次，3 次 / 周，疗程 4 ~ 6 个月，无效者停药；有效者可继续治疗至 12 个月。根据病情需要，可延长至 18 个月。治疗第一个月，1 次 /d。疗程结束后随访 6 ~ 12 个月。

利巴韦林，成人 0.5g/ 次，2 次 /d。疗程 3 ~ 6 个月。用药期间少数病例可发生溶血性贫血。孕妇禁用，用药期间及治疗结束后至少 6 个月应避孕。2 岁以下儿童不宜应用。

2）拉米夫定（lamivudine）：是一种逆转录酶抑制剂，具有较强的抑制 HBV 复制的作用，可使 HBV DNA 水平下降或阴转、ALT 复常、改善肝组织病变。

适合治疗对象是 16 岁或以上的慢性乙型肝炎患者，HBV DNA 阳性，ALT 高于正常。

不适合治疗对象是自身免疫性肝病，明显心、脑、神经、精神病患者和妊娠妇女。

剂量为每日 100mg，早餐前顿服。

疗程：根据患者情况而定，对 HBeAg 阳性慢性乙型肝炎患者 HBeAg 血清转换后继续用药 1 年以上；HBeAg 阴性慢性乙型肝炎患者至少 2 年以上；肝硬化患者需长期应用。

拉米夫定的不良反应较少，少数病例可出现头痛、全身不适、疲乏、胃痛及腹泻等。若于治疗期间发生严重不良反应、病毒出现耐药性变异，则应停止治疗。

◆（5）应用DNA基因疫苗的疗法在动物实验中取得了较好结果，可以使实验小白鼠HBsAg阴转。

◆（6）中医中药治疗：黄疸型肝炎中医辨证多属阴黄，寒重于湿者可用茵陈术附汤，湿重于寒者可用五苓散；慢性无黄疸型肝炎和肝阴不足可用一贯煎；气滞血淤者可用桃仁四物汤。

（三）重型肝炎

重型肝炎是以支持和对症疗法为基础的综合性治疗，以维持患者生命，促进肝细胞再生，预防和治疗各种并发症。必要时可应用人工肝支持系统，争取行肝移植。

1. 一般和支持疗法

◆（1）休息对防止病情恶化，促进康复极为重要。绝对卧床，情绪安定是治疗中的重要环节。

◆（2）尽量减少饮食中蛋白质的含量，使每日每千克体重不超过 0.5g，以控制肠道氨的产生。

◆（3）静脉营养疗法（patenteral nutrition）：重型肝炎患者，由于肝细胞大量坏死，细胞内 6- 磷酸葡萄糖酵解酶受到破坏，使糖原不能分解为葡萄糖，故易发生低血糖；此外，细胞粗面内质网破坏，白蛋白合成减少，因而容易出现低蛋白血症，低血糖和低蛋白血症不利于肝细胞修复，高热量供给无疑对肝细胞修复十分必要。成人摄入总热量至少每日 1200 ~ 1600 卡*。

由于重型肝炎患者消化道症状严重，

*1 卡 =4.184 焦耳

肠道黏膜可有充血、水肿，单靠胃肠道摄取高热量饮食实不可能，故应以静脉营养治疗为主。

肝病患者不宜输液过多，一般应限制在1500～2000ml/24小时左右。可静脉滴注10%～25%葡萄糖溶液或更高浓度的葡萄糖溶液，配合氨基酸制剂、新鲜或冰冻血浆或白蛋白组成的营养液。应补充足量B族维生素、维生素C及维生素K。有条件者可行锁骨下静脉穿刺插管术，导管可保留30～60天，既可保证顺利输液，又能减轻患者痛苦及减轻静脉输液的疲惫感。

◆（4）维持水、电解质和酸碱平衡（acid-base balance）：重型肝炎早期因消化道症状严重，应用利尿剂、葡萄糖、胰岛素等诸多因素极易造成低钾、低氯、代谢性碱中毒，应定期追查电解质，有条件应作血气分析监测。

2. 促进肝细胞再生

◆（1）肝细胞生长因子（HGF）：HGF 是从猪、牛等动物乳肝或胎肝提取的小分子多肽类物质。每日 120 ~ 200mg，静脉滴注，疗程一个月或更长。

◆（2）前列腺素 E_1：可保护肝细胞，减少肝细胞坏死，改善肝脏血液循环，促进肝细胞再生。

3. 并发症防治

◆（1）肝性脑病

1）氨中毒防治：低蛋白饮食；口服乳果糖 30 ~ 60ml/d，以酸化及保持大便通畅；口服诺氟沙星以抑制肠道细菌；静脉滴注乙酰谷酰胺以降低血氨。

2）恢复正常神经递质：左旋多巴在大脑转变为多巴胺后可取代羟苯乙醇胺等假性神经递质，从而促进苏醒。剂量 2 ~ 5g/d 鼻饲或灌肠，静脉滴注

200～600mg/d，有一定效果。

3）维持氨基酸平衡：含有多量支链氨基酸和少量芳香氨基酸的混合液静脉滴注，可促进支链氨基酸通过血-脑屏障，而减少芳香氨基酸进入大脑。

4）防治脑水肿：应及早使用脱水剂，如甘露醇和呋塞米（速尿），必要时可两者合用，以提高疗效，但须注意维持水和电解质平衡。

◆（2）上消化道出血：预防可用组胺 H_2 受体拮抗剂，如雷尼替丁（ranitidinc）、法莫替丁（famotidine）等，有消化道溃疡者可用奥美拉唑；补充维生素K、维生素C；静脉滴注凝血酶原复合物、新鲜血液或血浆、浓缩血小板、纤维蛋白原等；降低门静脉压力，可用生长抑素、垂体后叶素。必要时在内镜下直接止血（血管套扎、电凝止血、注射硬化剂等）。

◆（3）继发感染：重型肝炎患者极易合并感染，部分来自院内感染，因此必须加强护理，严格消毒隔离。感染多发生于胆道、腹腔、呼吸系、泌尿系等。一旦出现，应及早应用抗菌药物。当发生真菌感染时，可选用氟康唑。

◆（4）肝肾综合征：避免诱发因素，停用肾损害药物，避免强烈利尿，避免低血容量发生。目前对肝肾综合征的疗效尚欠佳，可试用多巴胺、酚妥拉明、呋塞米等。

4. 人工肝支持系统

非生物型人工肝支持系统已应用于临床，主要作用是清除患者血中毒性物质及补充生物活性物质，争取时间让肝细胞再生或为肝移植作准备。

5. 肝移植

对于晚期肝硬化及肝衰竭患者，可试用肝移植手术治疗。乙型肝炎患者接受肝移植手术后可有短期好转，但由于免疫抑制剂的使用而容易复发。最近发现手术前、后使用拉米夫定治疗 HBV 感染复发有较显著疗效，但需要长期应用。肝移植手术是终末期丙型肝炎患者的主要手段，肝移植手术后 5 年生存率可达 30% ~ 40%。

（四）淤胆型肝炎治疗

确诊者可试用泼尼松或氢化泼尼松 30 ~ 40mg/d，或采用氢化可的松琥珀酸钠 300mg/d，有效者 3 ~ 7 天后减量．以后再根据胆红素变化情况逐渐减量，注意不宜停药过快。

地塞米松为长效激素。半衰期长达 72 小时，容易产生蓄积作用，治疗淤胆型肝炎最好不予选用。此外，也可选用胆酸类药物，如熊去氧胆酸、鹅去氧胆酸、去甲胆酸盐等，口服后分泌到肝内至毛细胆管中，由于渗透压较高，可发挥利胆作用。

（五）肝炎肝硬化

可参照慢性肝炎和重型肝炎的治疗，有脾功能亢进或门脉高压明显时可选用介入治疗或手术。

（六）慢性乙型和丙型肝炎病毒携带者

可照常工作、学习，暂不用药物治疗，但应定期复查，一旦发现肝功能异常即应进行治疗。

六、病毒性肝炎的保健

（一）保健

急性肝炎多在3个月内恢复健康。甲型、戊型多不转为慢性：部分乙、丙和丁型肝炎转为慢性肝炎。急性乙型肝炎约10%，急性丙型肝炎约50%以上（国外资料）转为慢性。慢性肝炎预后受患者免疫状况与治疗积极与否的影响。其中一部分可以完全治愈，一部分转变成肝硬化，一部分转变为慢性重型肝炎，少部分转变为肝癌。重型肝炎病情危重，预后不良，其中慢性重型最差，亚急性重型次之，急性重型早期变性为主（水肿型）可望存活，坏死为主（坏死型）绝大部分死亡。两种或两种以上病毒同时或重叠感染可明显加重病情。

（二）药膳食疗

1. 首乌枸杞肝片

[原料] 制何首乌 5 ~ 10g，枸杞子 10 ~ 20g，猪肝 50 ~ 100g，以及调料等。

[制法] 先将制何首乌、枸杞子洗净，放入砂锅，加水浸泡片刻，浓煎 2 次，40ml/ 次，合并 2 次煎液，回入砂锅，小火浓缩成 50ml。配以水发木耳、嫩青菜、葱花、蒜片，加适量料酒、酱油、姜末、食盐、味精、香醋、水淀粉，将猪肝切片熘炒即成，待温服食。

[功效] 养阴柔肝。适宜肝阴不足型病毒性肝炎。

[服法] 佐餐当菜，随意服食，宜当日吃完，连服 1 ~ 2 个月。

2. 板蓝根煨红枣

[原料] 板蓝根 15 ~ 30g，红枣 10 ~ 20 枚。

[制法] 先将板蓝根洗净，切片后放入纱布袋，扎口，与洗净的红枣同入砂锅，加水浸泡片刻，中火煨煮30分钟，取出药袋即成，待温服食。

[功效] 清热解毒。适宜各型病毒性肝炎。

[服法] 1剂/日，早、晚分2次服，连服1～2个月。

3. 灵芝粉

[原料] 灵芝500～1000g，蜂蜜适量。

[制法] 将干灵芝微烘后，研成细末，装入密封防潮的瓶中，备用。

[功效] 疏肝解郁，健脾和中。适宜肝脾不调型病毒性肝炎。

[服法] 2次/日，5～10g/次，用蜂蜜水送服，连服1～2个月。

4. 香附陈皮茯苓茶

[原料] 炒香附、陈皮各5～10g，

茯苓 10 ~ 30g，山楂、红糖各 10 ~ 20g。

[制法] 将陈皮、茯苓洗净后，晒干或烘干，切碎，研成细末，备用。炒香附、山楂洗净，切成片，放入纱布袋中，扎口，放入砂锅，加水浸泡片刻用大火煮沸。调入陈皮、茯苓粉末，搅和均匀，改用小火煨煮 30 分钟，取出药袋，调入红糖，小火煨煮至沸即成，待温服食。

[功效] 疏肝解郁，健脾和中。适宜肝脾不调型病毒性肝炎。

[服法] 1 剂 / 日，早、晚分 2 次服；或代茶，频频饮用，连服 1 ~ 2 个月。

5. 枸杞当归煲鹌鹑蛋

[原料] 枸杞子、当归各 15 ~ 30g，鹌鹑蛋 5 ~ 10 枚。

[制法] 将当归洗净，切片，与拣净的枸杞子、鹌鹑蛋同入砂锅，加水适量，煨煮 30 分钟，取出鹌鹑蛋，去壳后再回

入锅中，小火同煨煲 10 分钟即成，待温服食。

[功效] 养阴柔肝。适宜肝阴不足型病毒性肝炎。

[服法] 1 剂 / 日，早、晚分 2 次服，宜当日吃完，连服 1 ~ 2 个月。

七、病毒性肝炎的并发症

（一）并发病症

肝炎是一种全身性疾病，病毒除侵犯肝脏外，还可侵犯其他器官，如HBV标志可在肾、胰、骨髓、甲状腺等组织中找到，也在神经系统、血液中出现。

（二）并发症

并发症主要有关节炎（12%～27%）、肾小球肾炎（26.5%）、结节性多动脉炎等；以及糖尿病、脂肪肝、全血细胞减少、再生障碍性贫血、颅神经受累、多发性神经炎、胸膜炎、心肌炎及心包炎、肝炎后高胆红素血症等，其中尤以糖尿病和脂肪肝值得重视。

原发性肝细胞性肝癌：HBV及（或）HCV慢性感染是发生原发性肝细胞性肝癌的重要因素之一。

八、肝炎预防计划

弄清了肝炎病毒的传播途径后，制订肝炎预防的计划就有了依据。病毒性肝炎的预防应抓住以下几个环节：

（一）控制传染源

各种急慢性肝炎患者是最重要的传染源，积极治疗和加强患者管理是主要方法。然而，那些体内携带病毒但无临床症状的所谓“隐性病毒感染者”及“健康携带者”是最危险的传染源。若此类人员从事饮食和烹饪工作，其危险性可想而知。长期以来我国对从事食品业的工作人员无论是在上岗之前，还是某一定时间内均严格体格检查和血液检查，在一定程度上减少了肝炎的传播概率。

（二）切断传播途径

加强粪便无害化管理是预防甲、戊型肝炎流行的最重要措施。然而我国作为农业大国，粪便管理以防病从口入，任重而道远。食品市场的严格监督和检查也十分必要。上海自1988年发生甲肝流行以后，严格执行检疫制度，控制不洁毛蚶流入市场等措施，有效地降低了甲肝发病率和防止了甲肝大流行。血液及其制品的严格筛选检测、注射或输液器瓶的严格灭菌消毒是控制乙、丙、丁型肝炎传染最有效的方法。目前全国各中心血站对献血员均常规进行乙肝和丙肝病毒标志物的检测，严格把关。但由于检测水平的限制及难以避免的假阴性等仍有少数漏检，可能导致使用者患病。医务人员严格掌握使用血液及血制品指征就是出于这个缘故。

（三）保护易感人群

所谓易感人群是指那些患肝炎的可能性较普通人群更大的人，如前面谈到的肝炎患者密切接触者，同性恋者机体免疫系统异常亦属易感者。

另外，医护人员，尤其是护士、临床检验工作者、牙医等由于工作的关系，有更多的感染机会。这些人首先要提高自我保护意识。除了要特别注意个人卫生外，受创伤后要适当地采取预防措施，如注射抗乙肝的高效价免疫球蛋白，服用有抗病毒作用的中药制剂等。

母亲患有乙型肝炎，婴儿出生后正规使用乙肝疫苗是一个重要的预防措施。这项工作在我国已普遍开展。

儿童缺乏对甲型肝炎的免疫力。在甲肝流行季节注射多价免疫球蛋白或甲肝疫苗亦是有效的预防方法。

至于丙型肝炎的预防，目前尚无疫苗问世，相信随着医学科学的发展，不久的将来会找到预防方法的。

（四）提高全民卫生水平，加强宣传教育

卫生条件越差，肝炎患病率越高，这是一个不容忽视的事实。我国是肝炎高发国，其原因确实与卫生水平有关。

预防肝炎传播和流行，还要首先从提高国民的防病意识、养成卫生习惯入手，诸如“饭前便后洗手”之类的娃娃教育语言不仅要对孩童们常教不懈，对成人们亦有不绝于耳的必要。

另外，要特别提醒大家的“摸钱后洗手”这个问题。“孔方兄”利用人们对其珍爱的心理，为人类种下了许多祸根，传播肝炎可能要算是万祸之首。加强对肝炎知识的宣传和教育，使全民都了解肝炎的危害及预防十分重要。

（赵美清　李晓萍）